BEI GRIN MACHT SICH IHR WISSEN BEZAHLT

AF 136241

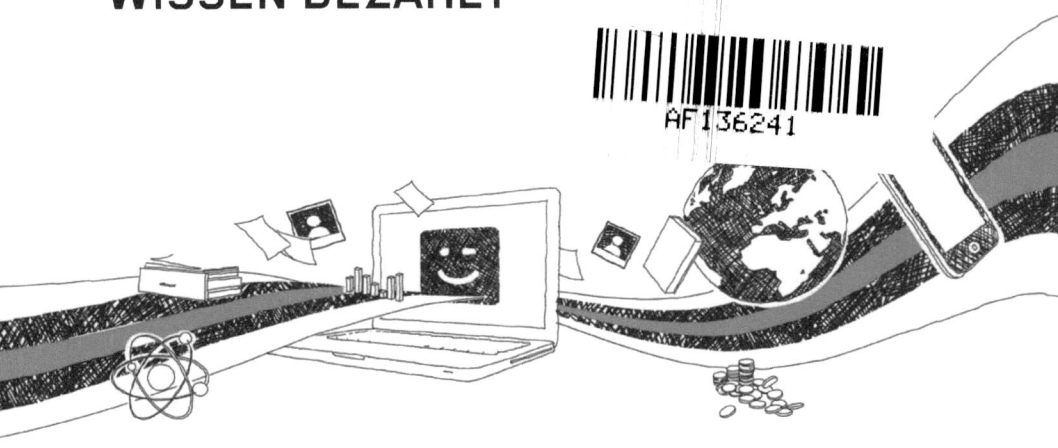

- Wir veröffentlichen Ihre Hausarbeit,
  Bachelor- und Masterarbeit

- Ihr eigenes eBook und Buch -
  weltweit in allen wichtigen Shops

- Verdienen Sie an jedem Verkauf

Jetzt bei www.GRIN.com hochladen und kostenlos publizieren

GRIN

Weglaufschutzsysteme zur Betreuung von Menschen mit Demenz in Pflegeheimen

G R I N ☺

Bibliografische Information der Deutschen Nationalbibliothek:

Die Deutsche Nationalbibliothek verzeichnet diese Publikation in der Deutschen Nationalbibliografie; detaillierte bibliografische Daten sind im Internet über http://dnb.d-nb.de abrufbar.

ISBN: 9783346692078
Dieses Buch ist auch als E-Book erhältlich.

© GRIN Publishing GmbH
Nymphenburger Straße 86
80636 München

Alle Rechte vorbehalten

Druck und Bindung: Books on Demand GmbH, Norderstedt Germany
Gedruckt auf säurefreiem Papier aus verantwortungsvollen Quellen

Das vorliegende Werk wurde sorgfältig erarbeitet. Dennoch übernehmen Autoren und Verlag für die Richtigkeit von Angaben, Hinweisen, Links und Ratschlägen sowie eventuelle Druckfehler keine Haftung.

Das Buch bei GRIN: https://www.grin.com/document/1254395

Hochschule Fresenius

Fachbereich onlineplus

Studiengang: Management im Gesundheitswesen B.A.

Hausarbeit

Weglaufschutzsysteme zur Betreuung von Menschen mit Demenz in Pflegeheimen

Modul: IT im Gesundheitswesen

Abgabedatum: 09.02.2021

Inhaltsverzeichnis

Abbildungsverzeichnis

Abkürzungsverzeichnis

1 Einleitung

Demenzerkrankungen sind innerhalb der letzten Jahre in den Fokus des Gesundheitswesens gerückt. Es entstehen für die stationären Pflegeeinrichtungen einige Veränderungen, sowie ein größerer Versorgungsaufwand, was auf den demographischen Wandel zurückgeführt werden kann. Eine Zunahme an älteren Menschen, eine steigende Zahl an chronisch Kranken und eine daraus resultierende vermehrte Inanspruchnahme professioneller Hilfe, stellen die Pflegeheime vor große Herausforderungen. Demenz ist die häufigste Ursache für Pflegebedürftigkeit im hohen Alter und jedes Jahr kommen schätzungsweise 300.000 Neuerkrankungen hinzu (Bickel, 2020). Im Anfangsstadium der Erkrankung werden Patienten häufig von Angehörigen zuhause versorgt und erst mit fortschreitendem Krankheitsverlauf in ein Pflegeheim gebracht (Radzey, 2020). Auftretende Symptome wie das sogenannte *Wandering*, also der Drang des Erkrankten wegzulaufen, erschweren die Betreuung der Betroffenen und es bedarf einen besonderen Versorgungsaufwand (Förstl & Lang, 2011). Allerdings gestaltet sich eine kontinuierliche Überwachung des Patienten im Pflegeheim schwierig, da die Anzahl der Patienten mit selbigem Krankheitsbild zunimmt und das bei bestehendem Fachkräftemangel (Newerla, 2012).

An diesem Punkt setzen elektronische Hilfsmittel an, sogenannte Dementen-Fürsorgesysteme. Die technischen Personenortungssysteme liegen in verschiedenen Formen vor, wie beispielsweise in Form einer Uhr oder eines Armbandes, welche der Patient mit Demenz dauerhaft tragen soll. Diese Geräte sind mit einem Sensor (Chip) versehen und ermöglichen es den Pflegekräften zu wissen, dass der Patient nicht ungeachtet das Pflegeheim verlassen kann und verhelfen dem an Demenz Erkrankten zu mehr Lebensqualität. Mit deren Hilfe können Betroffene genau lokalisiert werden und das Pflegepersonal erhält ein Signal sobald der vordefinierte Bereich des Patienten überschritten wird (Hielscher, Kirchen-Peters & Sowinski, 2015).

Die vorliegende Hausarbeit beschäftigt sich mit der Fragestellung nach dem Nutzen und den Risiken der Dementen-Fürsorgesysteme für die Patienten in stationären Einrichtungen. Nach einer kurzen Begriffsdefinition der Demenz wird auf den derzeitigen Kenntnisstand der Epidemiologie des Krankheitsbildes eingegangen. Folgend soll das Krankheitsbild der Demenz erläutert und die Versorgungssituation der an Demenz Erkrankten in stationären Einrichtungen in Deutschland aufgezeigt werden. Im nachfolgenden Kapitel werden die Dementen-Fürsorgesysteme und deren Einsatz in stationären Pflegeeinrichtungen behandelt. Unter Einbezug der vorherigen Kapitel soll im letzten Kapitel die Fragestellung beantwortet werden, welchen Nutzen und Risiken diese Systeme für den Patienten darstellen. Zur Beantwortung der Fragestellung werden unter anderem Studien aus den Datenbanken PubMed, Google Scholar und Medline selektiert, beurteilt und gegenübergestellt, sowie zusätzliche wissenschaftliche Literatur verwendet. Abschließend soll eine Zusammenfassung der wissenschaftlichen Arbeit, ein möglicher Forschungsbedarf und ein kleines Fazit erfolgen.

2 Demenz

Bei der Demenz handelt es sich um eine erworbene, sowie chronisch fortschreitende Störung des Gedächtnisses, der Denkfähigkeiten und anderen Leistungen des Gehirns (Deutsche Gesellschaft für Psychiatrie, Psychotherapie und Nervenheilkunde (DGPPN), 2011). Im Verlauf der Krankheit kommen weitere kognitive und körperliche Beeinträchtigung bis hin zum Verlust des Langzeitgedächtnisses hinzu. Grundsätzlich wird bei der Demenz von einem Syndrom gesprochen, da eine Vielzahl an Symptomen vorliegen (Cipriani, Lucetti, Nuti & Danti, 2014). Nachfolgend soll auf die Epidemiologie, die Formen und Symptome, sowie die Stadien der Demenz eingegangen werden.

2.1 Epidemiologie einer Demenz

Um das Risiko einer Demenzerkrankung bewerten zu können, sollen anschließend einige Daten zum Vorkommen des Krankheitsbildes betrachtet werden. Die Zunahme der Demenzerkrankungen ist eine Folge des demografischen Wandels, diese Erkenntnis liefern Daten zur Prävalenz des Krankheitsbildes. Da in Deutschland keine flächendeckende Zählung der Menschen mit Demenz stattfindet, bildet die Grundlage für bestehende Prävalenzraten meistens Schätzungen ab. Nach den Angaben der Deutschen Alzheimer Gesellschaft werden in gleichmäßigen Abständen Zahlen zu den Menschen mit Demenz (MmD) in Deutschland erhoben. Diese stützen sich unter anderem auf Daten des Statistischen Bundesamtes, auf epidemiologische Feldstudien, sowie Metaanalysen bezüglich der Prävalenz durch das Projekt *Yearbook* von der Alzheimer Europe (Bickel, 2016).

Altersgruppe	Mittlere Prävalenzrate nach Alzheimer Europe (Prozent)			Geschätzte Zahl Demenzerkrankter in Deutschland Ende des Jahres 2018		
	Männer	Frauen	Insgesamt	Männer	Frauen	Insgesamt
65-69	1,1	1,5	1,3	25.210	37.750	62.960
70-74	3,1	3,4	3,3	52.080	64.750	116.830
75-79	7,0	8,9	8,1	127.650	201.650	329.300
80-84	10,7	13,1	12,1	137.720	239.010	376.730
85-89	16,3	24,9	21,8	86.440	237.120	323.560
90 und älter	29,7	44,8	40,9	61.660	263.130	324.790
65 und älter	**6,3**	**10,4**	**8,6**	**490.760**	**1.043.410**	**1.534.170**

Abbildung 1: Prävalenz der Demenz in Deutschland (Bickel, 2020)

Aktuell leiden in Deutschland circa 1,6 Millionen Menschen an einer Demenz und jedes Jahr kommen rund 300.000 Neuerkrankungen hinzu (Bickel, 2020). Anhand der Abbildung 1 lässt sich erkennen, dass die Bevölkerung ab dem 65. Lebensjahr deutlich häufiger betroffen ist. Nach den Schätzungen der Alzheimer Europe aus dem Jahr 2019 liegt die Wahrscheinlichkeit an einer Demenz zu erkranken bei 8,6% der Menschen über 65 Jahre. Zudem ist ersichtlich, dass Frauen (10,4%) wesentlich häufiger betroffen sind als Männer (6,3%) (Bickel, 2020). Diese Schlussfolgerung lässt sich durch die längere Lebensdauer von Frauen begründen (Weyerer, 2007). Angesichts des demografischen Wandels werden die Zahlen die nächsten Jahre weiter steigen und könnten laut einer Bevölkerungsvorausberechnung im Jahr 2050 bei circa 2,4 bis 2,8 Millionen Menschen mit einer dementiellen Erkrankung liegen (Bickel, 2020). Zusätzlich zählt die Erkrankung zu einem der häufigsten Ursachen für einen Pflegebedürftigkeit im Alter (Rothgang, Iwansky, Müller, Sauer & Unger, 2011).

Das Aufzeigen der epidemiologischen Daten liefert eine Orientierungshilfe welcher Versorgungsbedarf infolge einer Demenzerkrankung und der Zunahme der älteren Gesellschaft künftig auf die stationären Pflegeeinrichtungen zukommt. Der Betreuungsaufwand der Menschen mit Demenz ist aufgrund der Symptomatik des Krankheitsbildes sehr aufwendig. In diesem Zusammenhang ist es zunächst wichtig darzustellen, welche Symptome und Schweregrade der Demenz vorliegen, um die Herausforderung der Versorgungsstrukturen in stationären Einrichtungen verdeutlichen zu können.

2.2   Formen und Symptome der Demenz

Bei der Demenz wird zwischen primären und sekundären Formen unterschieden, wobei in den meisten Fällen die primären Formen vorliegen. Ausschlaggebend für diese Art sind Schädigungen des Gewebes im Gehirn (Kastner & Löbach, 2018). Es handelt sich bei 60% aller primären Demenzerkrankungen um die Alzheimer-Demenz (Jessen, 2018). Daneben gibt es die vaskuläre Demenz, die Demenz vom Lewy-Körpertyp und die frontotemporale Demenz. Im Gegensatz dazu entstehen sekundäre Formen als Folge einer vorbestehenden Erkrankung, wie beispielsweise Funktionsstörungen der Schilddrüse, Alkoholabusus oder einer Infektionskrankheit. Diese Art der Demenz kann bei einem Behandeln der Grunderkrankung zum Teil geheilt oder verbessert werden (Kastner & Löbach, 2018).

In der Regel ist der Verlauf des Krankheitsbildes ein schleichender Prozess und der exakte Zeitpunkt, ab wann es sich um eine dementielle Erkrankung handelt schwer zu erkennen. Die geistigen Beeinträchtigungen sind bereits früh vorhanden, werden jedoch erst im weiteren Verlauf bemerkt. Grundsätzlich kann in eine leichte, mittlere und schwere Demenz unterteilt werden. Bei einer leichten Demenz kommt es zu leichten Beeinträchtigungen des täglichen Lebens und infolge anspruchsvoller, komplexer Handlungen zur Inanspruchnahme fremder Hilfe. Wortfindungsstörungen, Desorientiertheit, sowie weitere kognitive Störungen prägen diese Phase der Erkrankung und führen zu einer beginnenden Abhängigkeit von anderen Personen (Förstl & Lang, 2011). Im mittelschweren Stadium der Demenz fällt die Bewältigung des Alltags immer schwerer und die Unterstützung durch einen Angehörigen wird unumgänglich (Weyerer, 2007). In dieser Phase ist der Erkrankte nicht mehr fähig, alleine zu wohnen oder körperliche Pflegesituationen zu bewältigen. Eine vollständige Hilflosigkeit und Pflegeübernahme finden im letzten Stadium der Demenz statt. Betroffene können selbst leichte Alltagssituationen nicht mehr meistern und benötigen meist eine rund um die Uhr Betreuung (Förstl & Lang, 2011).

Eine konkrete Zuweisung der Symptome ist bei diesem Krankheitsbild schwierig, da diese vielfältig und individuell sind. Kognitive Beeinträchtigungen wie der Verlust des Kurzzeitgedächtnisses zählen zu den ersten Anzeichen von Demenz. Aufgrund auftretender räumlicher und zeitlicher Desorientiertheit ist es den MmD nicht mehr möglich unterschiedliche Tageszeiten auszumachen, sodass es zu einem Verlust des Schlaf-Wach-Rhythmus kommt. Eines der häufigsten Symptome ist das des *Wandering*, also das Umhergehen der Demenz Erkrankten. Ebenso treten verbale Beeinträchtigungen auf, wie Sprach- und Wortfindungsstörungen oder auch Probleme des sprachlichen Ausdrucks. Diese erschweren eine einfache Kommunikation und tragen zur eher passiven Rolle während eines Gesprächs bei, bis hin zum vollständigen Verstummen der Patienten. Außerdem kommt es zu Verhaltens- und Persönlichkeitsstörungen der Erkrankten. Aggressivität, Stimmungsschwankungen, Unruhe, Rückzugs-, sowie Bewegungsdrang erschweren die Betreuung der Betroffenen und sind in Kombination mit dem vermehrten Pflegeaufwand häufig der Grund für eine Aufnahme im Pflegeheim. Im Verlauf nehmen sowohl die Pflegebedürftigkeit und die Inkontinenz als auch die Bettlägerigkeit des Patienten kontinuierlich zu, sind jedoch nicht die Hauptursache für den Tod. Hierfür sind meist die körperliche Schwäche mit großer Anfälligkeit für Lungenentzündungen oder andere Infektionskrankheiten verantwortlich (Förstl & Lang, 2011).

Wird die Diagnose Demenz gestellt, fällt bei näherer Betrachtung der Therapiemöglichkeiten auf, dass lediglich Symptome gelindert oder hinausgezögert werden können, jedoch bis heute keine Heilung möglich ist. Mithilfe einer individuell auf den Patienten abgestimmten medikamentösen Behandlung lassen sich Begleiterscheinungen mildern und das Fortschreiten der Krankheit verlangsamen. Gedächtnistraining, Ergotherapie oder anderweitige psychotherapeutische Maßnahmen zielen auf den Erhalt kognitiver Fähigkeiten, das Wohlbefinden und die Verbesserung der Lebensqualität ab (Kastner & Löbach, 2018).

2.3 Versorgungsproblematik Demenzkranker in stationären Einrichtungen

Anfangs leisten die pflegerischen Maßnahmen meist Angehörige zuhause, geraten jedoch mit steigendem Schweregrad der Demenz über die Jahre an ihre Grenzen und bringen die Erkrankten in einem Pflegeheim unter. Inzwischen zählt das Krankheitsbild

Demenz zu einem der Hauptgründe für die Aufnahme in einem Pflegeheim und stellt eine Herausforderung für die stationären Einrichtungen dar. Rund 60-70% der Menschen mit Demenz sind in stationären Einrichtungen in Deutschland untergebracht und benötigen ein individuell auf sie angepasstes Pflegekonzept (Radzey, 2020). Zu diesem Ergebnis kamen Schneekloth und Wahl (2007) im Rahmen einer deutschlandweiten Befragung von Pflegeheimen (Schneekloth & Wahl, 2007). Unter Berücksichtigung der auftretenden Verhaltensänderungen der Bewohner, sowie der genannten Aspekte haben eine Reihe an Pflegeheimen ihr Leistungsangebot über die letzten Jahre verändert, um den bevorstehenden Herausforderungen gewachsen zu sein. Dabei stehen der Schutz, das Wohlbefinden und die Geborgenheit des Patienten im Mittelpunkt. Es werden verschiedene Maßnahmen wie beispielsweise eine helle Raumgestaltung, eine große Bewegungsfreiheit, als auch therapeutische Ansätze umgesetzt, wodurch das Gefühl von Normalität für den Patienten möglichst lange erhalten bleiben soll (Palm, Hasenbein & Trost, 2017).

Ein professionelles, geschultes Pflegepersonal wird in den stationären Einrichtungen für die Menschen mit Demenz benötigt, welches von einem umfangreichen Wissen über das Krankheitsbild, sowie den damit verbundenen Symptomen profitiert. Im Zusammenhang mit der Demenz steht vor allem der Erhalt von körperlichen und kognitiven Fähigkeiten im Vordergrund, da verloren gegangene Fähigkeiten nicht mehr zurückkommen werden. Patienten verlieren viele ihrer Eigenschaften im Laufe der Krankheit, behalten jedoch Gefühle wie das der Geborgenheit und Sicherheit (Jacobs, Kuhlmey, Greß, Schwinger & Klauber, 2017). Es liegt im Zuständigkeitsbereich des Betreuenden zu erkennen was der Erkrankte benötigt, trotz sinkender Möglichkeiten der Menschen mit Demenz sich auszudrücken und zu kommunizieren. Die Verhaltensweisen müssen durch die Pflegekräfte richtig gedeutet und auf die Bedürfnisse der Patienten eingegangen werden (Haberstroh, Neumeyer & Johannes, 2011). Für die Betreuung der Menschen mit Demenz bedarf es sehr viel Fingerspitzengefühl, Einfühlungsvermögen und Aufmerksamkeit durch das Pflegepersonal (Sütterlin, Hoßmann & Klingholz, 2011). Auftretende Symptome, wie das des *Weglaufens* und die Orientierungslosigkeit, erfordern ein hohes Maß an Beaufsichtigung. Allerdings kann aufgrund des bestehenden Fachkräftemangels in stationären Einrichtungen eine umfassende Betreuung der Demenz Erkrankten nicht sichergestellt werden (Schönhof, 2012). Durch den gleichzeitig steigenden Versorgungsaufwand gerät eine würdevolle ganzheitliche Pflege in den Hintergrund (Newerla, 2012). An diesem Punkt setzen technische Assistenzsysteme an, welche eine Entlastung für das Personal im Umgang mit den Bedürfnissen der Bewohner gewährleisten sollen.

3 Dementen-Fürsorgesystem

Die Patienten verspüren im späteren Verlauf der Erkrankung das starke Bedürfnis umherzugehen und können gleichzeitig gefährliche Situationen, welche sich ergeben können, nicht mehr einschätzen. In diesem Zusammenhang wird von der sogenannten *Weglauf-* oder *Hinlauftendenz* der Menschen mit Demenz gesprochen (Silverstein, Flaherty & Tobin, 2006). Es ist kein vordergründiges Ziel der Patienten aus dem Pflegeheim wegzulaufen, sondern ihr Bedürfnis zu einem bestimmten Ort zu gehen. Durch die Einweisung in ein Pflegeheim verlässt der Betroffene seine vertraute Umgebung und findet sich an einem fremden Ort wieder. Das führt zu einer Verunsicherung, zu Orientierungslosigkeit und zu dem Drang an eine gewohnte Stelle zurück zu gehen (Müller et al., 2008). Nach Silverstein and Flaherty können bedrohliche Umstände aus dem Umhergehen des MmD entstehen (Silverstein et al., 2006). Darunter fallen ein steigendes Risiko zu stürzen, eine hohe Verletzungsgefahr oder ein tödlicher Verlauf (Nelson, 2007).

Die Weglauftendenz der MmD stellt eine große Herausforderung für die stationären Pflegeeinrichtungen dar. Für das Pflegepersonal ist es schwierig, zu jeder Zeit nachvollziehen zu können, wo sich die Bewohner mit Demenz aufhalten. Verlässt der Patient allerdings ungeachtet die Einrichtung, kann es schnell zu einer Überforderung und Belastung der Pflegenden kommen. Die MmD müssen gesucht werden, wodurch ein Mehraufwand für das Personal entsteht, bis hin zur Alarmierung der Polizei (McShane et al., 1998). Um die Betreuenden entlasten und dennoch die Sicherheit, als auch Freiheit der Bewohner im Blick behalten zu können, bieten Dementen-Fürsorgesysteme, wie beispielsweise Ortungs- oder Tracking-Systeme, einen Lösungsansatz (Hall, Wilson, Stanmore & Todd, 2017).

3.1 Funktionen und Arten von Systemen

Es gibt eine Vielzahl an elektronischen Hilfsmitteln, die unter die englische Bezeichnung *assistive technology* fallen. Diese decken neben dem Gebiet der Sicherheit, auch Themen zur Unterstützung der Kommunikations- und Erinnerungsfähigkeiten ab. Menschen mit kognitiven Defiziten erlangen hierdurch die Möglichkeit Handlungen durchzuführen, welche ausschließlich durch die Nutzung der Instrumente möglich sind. Nachfolgend soll jedoch lediglich auf den Aspekt der Sicherheit eingegangen werden. Im Rahmen dessen wird vorwiegend der Einsatz von Hilfsmitteln zur Lokalisierung und Überprüfung von Bewegungsabläufen von Menschen behandelt (Willems & Ferring, 2013). Derzeit gibt es eine Reihe an Assistenzsystemen zur genauen Lokalisierung der MmD. Hierbei finden Unterschiede bezüglich der Anwendung statt. Es existieren sowohl Geräte, die vom Patienten getragen werden müssen als auch welche, die in das Pflegeheim integriert werden oder eine Verbindung aus beiden Systemen. Zur Ermittlung der Position werden unter anderem RFID-Chips (Radio Frequency IDentification), Global Positioning System,

Transponder, Bluetooth und Signale, welche über Funk übertragen werden, genutzt (Schröder, Bader, Bieber & Kirste, o. J.). An dieser Stelle sollen die unterschiedlichen Systeme kurz aufgezeigt und die vorhandenen Geräte dargestellt werden.

Grundlage für die meisten Personenortungssysteme im Freien bildet eine Global Positioning System (GPS) Technologie. Mithilfe der Technologie ist es möglich, Patienten über einen Satelliten zu lokalisieren, ähnlich wie bei einem Navigationsgerät (White, Montgomery & McShane, 2010). Voraussetzung dafür ist, dass der Bewohner den Sender bei sich hat, welcher in Form von Armbändern, Uhren, Fußfesseln, einem Chip im Schuh oder Halsketten am Körper getragen werden können. Alle Geräte sind mit einem Sensor (Chip) ausgestattet, der in Kombination mit einem dazugehörigen Empfänger, eine Ortung der Menschen mit Demenz ermöglicht. So können die Pflegekräfte über ein Diensttelefon (Empfänger) die Position des Bewohners, bis auf fünf Meter genau, über das GPS-Signal ermitteln. Ob der Aufenthaltsort dabei dauerhaft übertragen werden soll oder lediglich auf Befehl des Personals, kann beliebig konfiguriert werden (Hielscher et al., 2015). Konträr zu den Personenortungsgeräte im Freien, werden innerhalb der Pflegeeinrichtung Geräte genutzt, welche mit einem RFID-System oder einem Bluetooth Low Energy (BLE) versehen sind und sich in der Funktionsweise zu den GPS-Systemen unterscheiden (Schröder et al., o. J.).

Neben den genannten technischen Hilfsmitteln gibt es eine Reihe anderer Alternativen für Menschen mit Demenz. Dazu zählen Trittmatten, Fußböden mit integrierten Sensoren, Bewegungsmelder, Lichtschranken, Transponder und Tür-Überwachungs-Systeme (Willems & Ferring, 2013). Ein Beispiel hierfür sind die fortschrittlichen und flexibel einsetzbaren Fußböden, sogenannte *SensFloor*, mit integrierter Technik von der Firma Future-Shape (Schröder et al., o. J.). Hierbei werden verschiedene Sensoren unterhalb des Bodenbelags verlegt, um sowohl die Bewegungsabläufe von Personen aufzuzeichnen und Stürze zu bemerken und zu melden, als auch Personen genau lokalisieren zu können. Mithilfe der Auswertung von Daten erlangt das Pflegepersonal ein kontinuierliches Wissen über die Tätigkeiten der Bewohner (Chong & Mastrogiovanni, 2010). Es werden bereits in einigen stationären Einrichtungen Future-Shape Produkte genutzt. Ob in Form von Trittmatten oder des innovativen Bodenbelags SensFloor ist abhängig vom jeweiligen Pflegeheim. Beide Systeme haben gemeinsam, dass beim Betreten des Assistenzsystems zum einen Zeitangaben und zum anderen Ortsangaben gespeichert werden (Redaktion BMBF, 2010).

Welche vorab genannte Technik derzeit in den unterschiedlichen Einrichtungen zur Anwendung kommt, variiert sehr stark und kann nicht pauschalisiert werden. In den nächsten Kapiteln soll jedoch lediglich auf die Personenortungssysteme mit einem GPS-Signal eingegangen werden, welche der Patient am Körper tragen muss.

3.2 Einsatz in stationären Einrichtungen

Die Assistenzsysteme zur Personenortung über GPS stellen für das Pflegepersonal in Pflegeheimen eine Erleichterung im Umgang und der Betreuung von Menschen mit Demenz dar. Betroffene können sich innerhalb eines vordefinierten Bereiches frei bewegen und es besteht keine Gefahr, dass die Patienten das Pflegeheim ungeachtet verlassen können. Die Systeme können individuell und bedarfsgerecht auf den Nutzer eingestellt werden, sodass es den Einrichtungen freisteht welchen Bereich die Bewohner benutzen dürfen, bevor ein Signal an das Personal gesendet wird (Sowinski, Kirchen-Peters & Hielscher, 2013). Der festgelegte Bereich wird auch als *Geo-Fence* oder virtuelle Grenze bezeichnet. Hierbei können beispielsweise die eigene Station, das komplette Gebäude, als auch der dazugehörige Außenbereich genutzt werden, ohne dass eine Meldung an die Pflegekraft gesendet wird. Erst infolge des Übertretens des Geländes bzw. des vordefinierten Bereichs ertönt ein Warnsignal und der Bewohner kann geortet werden (Hunke, 2010).

In den letzten Jahren sind eine Reihe von Produkten zur genauen Bestimmung der Position Demenz Erkrankter auf den Markt gekommen, welche sich hinsichtlich ihrer Akkulaufzeit und Reichweite als auch der Effektivität unterscheiden. Der Zeitraum vom Verschwinden des Patienten bis zum Wieder finden ist hierbei ausschlaggebend. Innerhalb einer amerikanischen Studie wurde der Nutzen und die Effektivität unterschiedlicher Ortungsgeräte bei Menschen mit Demenz untersucht. Bei den Geräten handelte es sich um drei Hochfrequenz (RFID) und vier GPS-Produkte. Es wurde festgestellt, dass für eine Lokalisierung außerhalb des Gebäudes die GPS-Geräte deutlich wirkungsvoller sind. Sowohl in puncto Zeit, als auch hinsichtlich der Reichweite erzielten die Systeme bessere Ergebnisse (Bulat et al., 2016).

Mittels der Verwendung genannter technischer Assistenzsysteme in den stationären Pflegeeinrichtungen, kann der Druck welcher auf dem Personal lastet, zu jeder Zeit den Patienten beaufsichtigen zu müssen, genommen und gleichzeitig die Pflegequalität verbessert werden (Hielscher et al., 2015). Durch die Nutzung der Produkte eröffnen sich vielversprechende Chancen, als auch Nachteile für die Menschen mit Demenz, auf welche nachfolgend näher eingegangen wird.

4 Auswirkungen auf den Menschen mit Demenz in stationären Einrichtungen

Es werden in diesem Kapitel eine Auswahl an Studien zum Thema Personenortung bei Menschen mit Demenz aufgeführt, welche sich sowohl auf den Nutzen für den Patienten als auch auf die Nachteile konzentrieren. Mithilfe der Beleuchtung beider Sichtweisen, soll abschließend ein Fazit zu den Ortungssystemen erfolgen.

4.1 Nutzen für den Patienten

Für die Menschen mit Demenz ergeben sich einige positive Aspekte aus der Nutzung von Personenortungssystemen. Durch die zugrundeliegende Symptomatik ist die zeitliche, sowie räumliche Orientierungsfähigkeit der Betroffenen beeinträchtigt und die Tendenz des Umhergehens verstärkt. Dementiell Erkrankte entfernen sich in diesem Zusammenhang ungewollt von der stationären Einrichtung und können den Weg zurück nicht mehr finden (Cipriani et al., 2014). An dieser Stelle kommt es häufig zu freiheitsentziehenden Maßnahmen (z.B. verschließen oder abhängen von Türen mit Stoffen) und Sedierung des Patienten, da nicht genügend Personal vorhanden ist, um den *Ausreißer* zu suchen bzw. ihn dauerhaft zu beaufsichtigen (MacAndrew, Brooks & Beattie, 2019). Zwar soll die Selbstständigkeit der MmD gefordert werden, allerdings stehen dem die Schutz- und Sicherheitsaufgaben des Pflegepersonals gegenüber. Die Folge ist eine sinkende Lebensqualität der Patienten.

Technische Assistenzsysteme bieten vielversprechende Möglichkeiten für die Menschen mit Demenz. Mithilfe des Tragens der GPS-Geräte können sich Patienten in einem vordefinierten Gebiet frei bewegen und selbstständig entscheiden, ob sie sich an der frischen Luft im Außenbereich aufhalten möchten oder im Inneren der Einrichtung. Nach Wunsch können sie sich zu jeder Zeit am Tag bewegen und sind nicht auf professionelle Hilfe oder Besuche von Angehörigen angewiesen. Das vermittelt ihnen ein Gefühl von Selbstbestimmung und Unabhängigkeit, trotz der bestehenden Krankheitsanzeichen und dem Aufenthalt in einem Pflegeheim. Zudem trägt die Verwendung von Ortungsgeräten zu einem verbesserten Wohlbefinden und steigender Mobilität bei (La, 2016), wodurch sich die körperliche Schwäche weitestgehend reduzieren lässt (Niemeijer et al., 2010). In diesem Zusammenhang dienen Ortungsgeräte demnach als Mittel, um körperliche Fähigkeiten erhalten und als vollwertige Person angesehen werden zu können.

Zwischen der Bewegung und dem Auftreten bzw. Fortschreiten körperlicher und kognitiver Beeinträchtigungen von MmD besteht ein Zusammenhang. Bewegung trägt wirksam zum Erhalt körperlicher Funktionen bei, verbessert die Mobilität und ist ein wichtiger Bestandteil zur Wahrung der Lebensqualität (Schirra-Weirich & Wiegelmann, 2016). Zu diesem Ergebnis kam auch eine Metaanalyse aus dem Jahr 2014, welche Farina, Rusted und Tabet durchgeführt haben. Hierbei wurden sechs Studien untersucht, deren Schwerpunkt sich auf die Bewegung von Alzheimer-Demenz-Patienten und den daraus resultierenden Effekten konzentrierten. Es konnte evaluiert werden, dass Bewegung zu einer Verlangsamung kognitiver Störungen beitragen kann (Farina, Rusted & Tabet, 2014). Ebenso kann Bewegung Stress vorbeugen und die Teilhabe am sozialen Leben fördern. Stress ist ein Auslöser für die Verstärkung von Verhaltensänderungen der

Demenz-Patienten (Cipriani et al., 2014) und kann durch die Ortungsgeräte und den damit verbundenen körperlichen Aktivitäten abgebaut werden. MmD können durch die gewonnene Selbstständigkeit und den Bewegungsspielraum zum einen soziale Kontakte pflegen und an der Gesellschaft teilhaben, zum anderen die Einsamkeit überbrücken (Petonito et al., 2013).

Weiterhin ermöglichen es solche Ortungsgeräte den MmD in einem geschützten Bereich umherzugehen, sodass den Bedürfnissen der Patienten besser nachgekommen werden kann. Der Sicherheitsaspekt spielt dabei eine bedeutende Rolle. Die Betroffenen können infolge ihres Bewegungsdrangs entstehende Risiken nicht einschätzen und begeben sich unbewusst in Gefahr. An dieser Stelle bieten die GPS-Tracker einen Lösungsansatz, um verloren gegangene Patienten schnell orten zu können. Eine britische Studie (2014) hat ergeben, dass vermisste Menschen mit Demenz durch die Verwendung von GPS-Trackern schneller gefunden werden können (La, 2016). Diese Geräte fördern demnach ein sicheres Gehen der MmD und schränken ihn nicht in seiner Bewegungsfreiheit, sowie seinem Bedürfnis umherzulaufen, ein (White et al., 2010).

Aus den genannten Aspekten und Erläuterungen geht hervor, dass die Nutzung von GPS-Trackern bei MmD einige Chancen eröffnen und helfen dem Streben der Patienten nach Unabhängigkeit, Selbstbestimmung, Freiheit als auch einer verbesserten Lebensqualität nachzukommen. Deren Bewegungsdrang wird hierdurch nicht untergraben, sondern freien Lauf gelassen, sodass soziale Kontakte gepflegt und der Einsamkeit vorgebeugt werden kann.

4.2 Nachteile für den Patienten

Im Gegensatz zu den aufgeführten positiven Aspekten stehen der Implementierung und Verwendung technischer Assistenzsysteme auch Nachteile gegenüber. Da solche Systeme eine Art von Überwachung im Pflegebereich verkörpern, lösen sie bei vielen potentiellen Anwendern paradoxe Wahrnehmungen aus. Auf der einen Seite wird der große Nutzen hinter den technischen Lösungen gesehen und auf der anderen Seite weckt es Misstrauen. Im Mittelpunkt stehen dabei ethische und datenschutzrechtliche Bedenken seitens der Patienten und dessen Angehörige, als auch Ängste ständiger Kontrolle oder Komplikationen bei der Bedienung (Niemeijer et al., 2010).

Bei den Endanwendern von GPS-Trackern handelt es sich um ältere Personen oder Menschen mit kognitiven Beeinträchtigungen, weshalb die Bedienung solcher Geräte möglichst einfach sein sollte. Diese Generation ist mit solchen Gerätschaften nicht aufgewachsen, wodurch es nahe liegt, dass sie Schwierigkeiten im Umgang mit diesen Systemen haben könnten. Sowohl die Bedienungsanleitung, als auch das Anbringen und die Handhabung der technischen Hilfsmittel, sollte den Senioren verständlich sein.

Die Akzeptanz der Nutzer hängt von einer einfachen Verwendung, einem Mehrwert durch das Gerät und dessen Tragekomfort ab (Landau & Werner, 2012). Jedoch wurden in dem Zusammenhang bei einigen Geräten eine zu komplexe Bedienung festgestellt, als auch angegeben, dass diese zu groß oder störend wären. Ebenso äußerten Anwender häufig, dass die Geräte aufgrund ihrer Größe von anderen Menschen gesehen wurden und das ein unangenehmes Gefühl bei Ihnen auslösen würde (McCabe & Innes, 2013). Diesem Kritikpunkt kann durch das Einbeziehen der Nutzer sowohl in die Funktionalität und das Design der GPS-Ortungsgeräte als auch in den gesamten Entwicklungsprozess entgegengewirkt werden. Eine einfache und unkomplizierte Bedienbarkeit erleichtert es den älteren Menschen solche Geräte adäquat nutzen zu können und steigert zudem deren Akzeptanz sich auf die technischen Hilfsmittel einzulassen (Robinson, Brittain, Lindsay, Jackson & Olivier, 2009).

Mit der Nutzung von Personenortungssystemen in stationären Einrichtungen, sowie der dauerhaften Überwachung der Patienten kommen Fragen bezüglich des Datenschutzes, der Menschenwürde, der Persönlichkeitsrechte und der Autonomie des Patienten auf. Die ständige Beaufsichtigung der Personen über ein GPS-Signal und die Verarbeitung der Daten über ein externes Gerät (z.B. Computer) werden als kritisch erachtet und stehen im Kontext zu deren Freiheit und Eigenständigkeit (Landau & Werner, 2012). Das kann für den Nutzer einen Eingriff in die Privatsphäre bedeuten und stellt ein datenschutzrechtliches Problem dar. Es ist jedoch unausweichlich, da die reibungslose Weiterleitung von Daten ein großer Vorteil der technischen Assistenzsysteme ist. Hier könnte die Schaffung von patenten Instrumenten förderlich sein, sodass der Produzent dazu angehalten ist, transparent über die mögliche Verarbeitung von Daten zu informieren, um den Nutzer, sowie dessen Daten und Rechte, zu schützen (Unabhängiges Landeszentrum für Datenschutz Schleswig-Holstein, 2010).

Ersichtlich ist, dass zahlreiche Studien zu Ortungssystemen Demenz-Erkrankter vorhanden sind, welche verschiedene Sichtweisen und Untersuchungsinhalte beleuchten. Dennoch erfolgten diese meist mit einer geringen Anzahl an Teilnehmern und nicht vergleichbaren Messmethoden. Grund hierfür ist unter anderem die geringe Zahl an Pflegeheimen, welche sich solcher Systeme bedienen. Diese Aspekte machen es schwer die Akzeptanz und Verwendung der Geräte in stationären Einrichtungen auf die Gesamtheit an Menschen mit Demenz zu übertragen.

Hauptgrund der kritischen Betrachtung von technischen Assistenzsystemen bei MmD stellen ethische Bedenken dar. Dieser Gesichtspunkt hat in der Literatur eine große Aufmerksamkeit auf sich gezogen, welche an den vielfältigen Veröffentlichungen und Studien verdeutlicht werden kann. Viele Autoren diskutieren über die Anwendung solcher Ortungsgeräte unter Einbezug ethischer Auffassungen. Im Vordergrund stehen hierbei

Fragen wie, ob die Freiheit und Autonomie der Erkrankten über den ethischen Einschränkungen stehen oder ob der Schutz des Patienten im Vordergrund stehen sollte (Robinson et al., 2007).

Robinson (2007) sieht den ethischen Konflikt und gibt zu verstehen, dass Nutzen und Risiken der Verwendung technischer Assistenzsysteme abgewogen und beurteilt werden sollten. Eine explizite Zustimmung der an Demenz-Erkrankten oder deren Angehöriger sei wichtig, um ethische Bedenken beseitigen zu können. Menschen mit Demenz im Anfangsstadium haben Sorge nicht mehr über ihr Leben entscheiden zu können, sondern lediglich passiver Teilnehmer zu sein. Jedoch ist es ihnen im Stadium der beginnenden Demenz noch möglich ihren Willen kundzutun. Es soll auf die Wünsche und Bedürfnisse der Patienten eingegangen, sowie deren Wohl in den Vordergrund gestellt werden (Robinson et al., 2007). Das ist sowohl bei der Einwilligung zur Anwendung der Personenortungsgeräte bedeutsam, als auch bei der technischen Ausgestaltung (Faucounau et al., 2009).

Auch Müller und Wan (2010) sprechen den ethischen Kritikpunkt an. Bei der Anwendung von GPS-Technologien bestehe eine Zwickmühle zwischen dem Schutz und der Freiheit des Patienten. Deshalb sollen Angehörige im situationsbezogenen Interesse des MmD handeln und die Entscheidung über den Einsatz technischer Hilfsmittel treffen (Müller, Wan & Hrg, 2010). Ebenso diskutieren McShane, Hope und Wilkinson (1994) über den Aspekt der Ethik. Sie sehen jedoch keinen ethischen Unterschied zwischen freiheitsentziehenden Maßnahmen wie dem Verschließen einer Türe und der Verwendung von GPS-Geräten für Patienten mit Demenz (McShane, Hope & Wilkinson, 1994).

Beim Einsatz von Ortungssystemen ist bisher unzureichend diskutiert, ob freiheitsentziehende Maßnahmen in Form von unter anderem Bettgittern und Sedierung der Patienten nicht schwerer wiegen, als ein Armband zu tragen, welches die genaue Position lokalisiert.

Ein möglicher Ansatz zur Nutzung und Entscheidung von Personenortungssystemen durch den Patienten könnte sein, beim Erhalt des Befundes solche Aspekte mit der Familie zu besprechen und aufzuzeigen welche Interventionen erfolgen sollen und welche nicht. Betroffene könnten so kundtun, ob Ortungssysteme in Frage kommen und das innerhalb der Familie kommunizieren. Dadurch soll vermieden werden, dass Personen zur Verwendung der GPS-Geräte gezwungen werden oder rechtliche Konflikte aufkommen. In diesem Zusammenhang sind schriftliche Fixierungen hilfreich, um den Willen dokumentieren zu können (Landau & Werner, 2012).

Folglich bleibt ist es weiterhin abzuwarten, ob die Aufrechterhaltung der Mobilität, das Gefühl der Unabhängigkeit, die Bewegungsfreiheit des Patienten und die potentielle

Verbesserung der Lebensqualität höher wiegen, als die ethischen Bedenken bei der Verwendung von Personenortungssystemen.

5   Fazit

Zusammenfassend ist zu sagen, dass innovative Personenortungssysteme für bestehende Herausforderungen des demografischen Wandels, wie der steigenden Anzahl der Menschen mit Demenz in stationären Einrichtungen und der abnehmenden Zahl an Pflegepersonal, einen Lösungsansatz bieten. Sie sollen sowohl eine Entlastung für das Pflegepersonal bedeuten, als auch den Bedürfnissen der Patienten gerecht werden (Hall et al., 2017; McShane et al., 1998).

Es wurden eine Reihe an Aspekten dargelegt, wie die Möglichkeit, sich in einem vordefinierten Bereich frei zu bewegen, Außenbereiche besuchen zu können, soziale Kontakt zu pflegen und mobil zu bleiben. Das fördert die Unabhängigkeit, unterstützt die Selbstbestimmtheit und verbessert die Lebensqualität der Betroffenen (La, 2016). Zusätzlich haben einige Studien belegt, dass sich Bewegung in vielerlei Hinsicht positiv auf den MmD und das Fortschreiten kognitiver Beeinträchtigungen auswirken kann (Farina et al., 2014). Ortungsgeräte bieten demnach weitreichende Chancen für den an Demenz Erkrankten. Sie fördern dessen Sicherheit zu Gehen und schränken ihn nicht in seinem Bewegungsdrang ein (White et al., 2010). Konträr dazu entstehen durch die Nutzung von GPS-Trackern auch Nachteile für den Patienten. Die Funktionalität, das Design und das bisher fehlende Einbeziehen des Nutzers in die Entwicklung der Systeme ist ein Kritikpunkt, welcher häufig von Anwendern aufgeführt wurde (Landau & Werner, 2012). So erhalten große auffällige oder komplizierte Geräte keine Akzeptanz und erschweren die Einführung (McCabe & Innes, 2013). Ein viel diskutiertes Thema mit zahlreichen Studien ist das der ethischen Bedenken im Zuge der Verwendung von Ortungsgeräten. Dieses Risiko könnte mit der Einholung einer Einverständniserklärung des Patienten, im Anfangsstadium seiner Erkrankung, umgangen werden (Landau & Werner, 2012). Im Vordergrund sollte daher stets der Wille und das Wohlbefinden des MmD stehen (Robinson et al., 2007). Weiterer Forschungsbedarf besteht bezüglich der konkreten Meinungen des MmD zu den Systemen, um eine Steigerung der Akzeptanz erreichen zu können. Zudem wäre ein ethischer Vergleich zwischen den Ortungssystemen und anderweitigen freiheitsentziehenden Maßnahmen denkbar.

Demzufolge bleibt es offen, ob die Chancen aus der Nutzung von Personenortungssystemen für die Betroffenen überwiegen oder ob die Verwendung von technischen Assistenzsystemen ein so großes ethisches Bedenken darstellen und deshalb andere Lösungsansätze in Betracht gezogen werden müssen. Es bleibt weiterhin abzuwarten, ob sich die GPS-Tracker durchsetzen können und Einzug in eine Vielzahl stationärer Einrichtungen erhalten.

6 Literaturverzeichnis

Bickel, H. (2016). Die Häufigkeit von Demenzerkrankungen. Verfügbar unter: https://www.deutsche-alzheimer.de/uploads/media/infoblatt1_haeufigkeit_demenzerkrankungen_dalzg_01.pdf (23.1.2021).

Bickel, H. (2020). Die Häufigkeit von Demenzerkrankungen. Verfügbar unter: https://www.deutsche-alzheimer.de/fileadmin/alz/pdf/factsheets/infoblatt1_haeufigkeit_demenzerkrankungen_dalzg.pdf (23.11.2020).

Bulat, T., Kerrigan, M. V., Rowe, M., Kearns, W., Craighead, J. D. & Ramaiah, P. (2016). Field Evaluations of Tracking/Locating Technologies for Prevention of Missing Incidents. *American Journal of Alzheimer's Disease and Other Dementias, 31* (6), 474–480. doi:10.1177/1533317515619479

Chong, N.-Y. & Mastrogiovanni, F. (2010). *Handbook of Research on Ambient Intelligence and Smart Environments: Trends and Perspective.* Idea Group Inc (IGI).

Cipriani, G., Lucetti, C., Nuti, A. & Danti, S. (2014). Wandering and dementia. *Psychogeriatrics, 14* (2), 135–142. doi: https://doi.org/10.1111/psyg.12044

Deutsche Gesellschaft für Psychiatrie, Psychotherapie und Nervenheilkunde (DGPPN). (2011). *Diagnose- und Behandlungsleitlinie Demenz.* Berlin Heidelberg: Springer. Verfügbar unter: https://hs-fresenius.ciando.com/shop/book/bookmarks/index.cfm?fuseaction=bookmarks&bok_id=233126&cat_id=0&cat_nav=0 (20.1.2021).

Farina, N., Rusted, J. & Tabet, N. (2014). The effect of exercise interventions on cognitive outcome in Alzheimer's disease: a systematic review. *International Psychogeriatrics, 26* (1), 9–18. doi:10.1017/S1041610213001385

Faucounau, V., Riguet, M., Orvoen, G., Lacombe, A., Rialle, V., Extra, J. et al. (2009). Electronic tracking system and wandering in Alzheimer's disease: A case study. *Annals of Physical and Rehabilitation Medicine, 52* (7), 579–587. doi: 10.1016/j.rehab.2009.07.034

Förstl, H. & Lang, C. (2011). *Demenzen in Theorie und Praxis*. Berlin Heidelberg: Springer-Verlag.

Haberstroh, J., Neumeyer, K. & Johannes, P. (2011). *Kommunikation bei Demenz: Ein Ratgeber für Angehörige und Pflegende*. Springer-Verlag.

Hall, A., Wilson, C. B., Stanmore, E. & Todd, C. (2017). Implementing monitoring technologies in care homes for people with dementia: A qualitative exploration using Normalization Process Theory. *International Journal of Nursing Studies, 72*, 60–70. doi: 10.1016/j.ijnurstu.2017.04.008

Hielscher, V., Kirchen-Peters, S. & Sowinski, C. (2015). Technologisierung der Pflegearbeit? 62.

Hunke, G. (2010). *Best Practice Modelle im 55plus Marketing: Bewährte Konzepte für den Dialog mit Senioren*. Springer-Verlag.

Jacobs, K., Kuhlmey, A., Greß, S., Schwinger, A. & Klauber, J. (Hrsg.). (2017). *Schwerpunkt: Die Versorgung der Pflegebedürftigen*. Stuttgart: Schattauer.

Jessen, F. (2018). *Handbuch Alzheimer-Krankheit: Grundlagen – Diagnostik – Therapie – Versorgung – Prävention*. Walter de Gruyter GmbH & Co KG.

Kastner, U. & Löbach, R. (2018). *Handbuch Demenz* (4. Auflage). München: Elsevier Health Sciences.

La, T. (2016). GPS-Locator Devices for People With Dementia.

Landau, R. & Werner, S. (2012). Ethical aspects of using GPS for tracking people with dementia: recommendations for practice. *International Psychogeriatrics, 24* (3), 358–366. doi:10.1017/S1041610211001888

MacAndrew, M., Brooks, D. & Beattie, E. (2019). NonPharmacological interventions for managing wandering in the community: A narrative review of the evidence base. *Health & Social Care in the Community, 27* (2), 306–319. doi: https://doi.org/10.1111/hsc.12590

McCabe, L. & Innes, A. (2013). Supporting safe walking for people with dementia: User participation in the development of new technology. *Gerontechnology, 12* (1), 4–15. doi:10.4017/gt.2013.12.1.006.00

McShane, R., Gedling, K., Keene, J., Fairburn, C., Jacoby, R. & Hope, T. (1998). Getting Lost in Dementia: A Longitudinal Study of a Behavioral Symptom, *10* (3).

McShane, R., Hope, T. & Wilkinson, J. (1994). Tracking patients who wander: ethics and technology. *Lancet (London, England)*, *343* (8908), 1274. doi:10.1016/s0140-6736(94)92159-8

Müller, C., Wan, L. & Hrg, D. (2010). Dealing with wandering: a case study on caregivers' attitudes towards privacy and autonomy when reflecting the use of LBS. *Proceedings of the 16th ACM international conference on Supporting group work - GROUP '10* (S. 75). Gehalten auf der the 16th ACM international conference, Sanibel Island, Florida, USA: ACM Press. doi:10.1145/1880071.1880082

Müller, E., Dutzi, I., Hestermann, U., Oster, P., Specht, N. & Zieschang, T. (2008). Herausforderung für die Pflege: Menschen mit Demenz im Krankenhaus, 16.

Nelson, A. L. (2007). *Evidence-Based Protocols for Managing Wandering Behaviors.* Springer Publishing Company.

Newerla, A. (2012). *Verwirrte pflegen, verwirrte Pflege? Handlungsprobleme und Handlungsstrategien in der stationären Pflege von Menschen mit Demenz; eine ethnographische Studie.* LIT Verlag Münster.

Niemeijer, A. R., Frederiks, B. J. M., Riphagen, I. I., Legemaate, J., Eefsting, J. A. & Hertogh, C. M. P. M. (2010). Ethical and practical concerns of surveillance technologies in residential care for people with dementia or intellectual disabilities: an overview of the literature. *International Psychogeriatrics*, *22* (7), 1129–1142. doi:10.1017/S1041610210000037

Palm, R., Hasenbein, B. & Trost, B. (2017). Wie gelingen spezialisierte stationäre Versorgungsangebote? *Pflegezeitschrift*, *70* (12), 10–13. doi:10.1007/s41906-017-0312-9

Petonito, G., Muschert, G. W., Carr, D. C., Kinney, J. M., Robbins, E. J. & Brown, J. S. (2013). Programs to Locate Missing and Critically Wandering Elders: A Critical Review and a Call for Multiphasic Evaluation. *The Gerontologist*, *53* (1), 17–25. doi:10.1093/geront/gns060

Radzey, B. S. (2020). *Lebenswelt Pflegeheim: Eine nutzerorientierte Bewertung von Pflegeheimbauten für Menschen mit Demenz.* Mabuse-Verlag.

Redaktion BMBF. (2010). SensFloor - Sensitiver Bodenbelag zur Unterstützung selbstständigen Lebens im Alter.

Robinson, L., Brittain, K., Lindsay, S., Jackson, D. & Olivier, P. (2009). Keeping In Touch Everyday (KITE) project: developing assistive technologies with people with dementia and their carers to promote independence. *International Psychogeriatrics, 21* (03), 494. doi:10.1017/S1041610209008448

Robinson, L., Hutchings, D., Corner, L., Finch, T., Hughes, J., Brittain, K. et al. (2007). Balancing rights and risks: Conflicting perspectives in the management of wandering in dementia. *Health, Risk & Society, 9* (4), 389–406. doi:10.1080/13698570701612774

Rothgang, H., Iwansky, S., Müller, R., Sauer, S. & Unger, R. (2011). BARMER GEK Pflegereport 2010, 256.

Schirra-Weirich, L. & Wiegelmann, H. (2016). *Alter(n) und Teilhabe: Herausforderungen für Individuum und Gesellschaft.* Verlag Barbara Budrich.

Schneekloth, U. & Wahl, H. W. (2007). *Möglichkeiten und Grenzen selbstständiger Lebensführung in stationären Einrichtungen (MuG IV).* München: Bundesministerium für Familie, Senioren, Frauen und Jugend. Verfügbar unter: https://www.bmfsfj.de/blob/78928/9465bec83edaf4027f25bb5433ea702e/abschlussbericht-mug4-data.pdf (24.1.2021).

Schönhof, B. (2012). Weglaufschutz in der häuslichen und stationären Pflege. *Bundesministerium für Familie, Senioren, Frauen und Jugend.* Verfügbar unter: https://wegweiser-demenz.de/blog/autoren-des-blogs/schoenhof-baerbel/weglaufschutz-in-der-haeuslichen-und-stationaeren-pflege.html (22.11.2020).

Schröder, M., Bader, S., Bieber, G. & Kirste, T. (o. J.). IT-basiertes Aktivitätsmanagement in der Individualisierten Stationären Betreuung von Menschen mit Demenz IT based Activity Management for the Individual Care of People with Dementia in Nursing Homes, 8.

Silverstein, N. M., Flaherty, G. & Tobin, T. S. (2006). *Dementia and Wandering Behavior: Concern for the Lost Elder*. Springer Publishing Company.

Sowinski, C., Kirchen-Peters, S. & Hielscher, V. (2013). Praxiserfahrungen zum Technikeinsatz in der Altenpflege, 107.

Sütterlin, S., Hoßmann, I. & Klingholz, R. (2011). *Demenz-Report: wie sich die Regionen in Deutschland, Österreich und der Schweiz auf die Alterung der Gesellschaft vorbereiten können*. Berlin: Berlin-Institut für Bevölkerung und Entwicklung.

Unabhängiges Landeszentrum für Datenschutz Schleswig-Holstein. (2010). Vorstudie - Juristische Fragen im Bereich altersgerechter Assistenzsysteme. Verfügbar unter: https://www.datenschutzzentrum.de/uploads/projekte/aal/2011-ULD-JuristischeFragenAltersgerechteAssistenzsysteme.pdf (9.2.2021).

Weyerer, S. (2007). *Altersdemenz* (Nachdr). Berlin: Robert Koch-Institut.

White, E. B., Montgomery, P. & McShane, R. (2010). Electronic Tracking for People with Dementia Who Get Lost outside the Home: A Study of the Experience of Familial Carers. *British Journal of Occupational Therapy*, *73* (4), 152–159. doi:10.4276/030802210X12706313443901

Willems, H. & Ferring, D. (2013). *Macht und Missbrauch in Institutionen: Interdisziplinäre Perspektiven auf institutionelle Kontexte und Strategien der Prävention*. Springer-Verlag.